MÉMOIRE

SUR LES EAUX MINÉRALES

D'AUDINAC,

PRÈS LA VILLE DE S.ᴛ-GIRONS;

AU DÉPARTEMENT DE L'ARIÉGE.

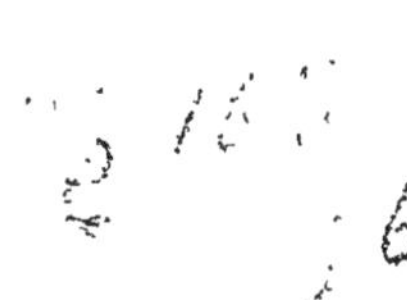

MÉMOIRE

SUR LES EAUX MINÉRALES D'AUDINAC,

Près la ville de St-Girons, au département de l'Ariége.

LES sources d'Audinac sont connues depuis plus d'un siècle. Fréquentées pendant long-temps comme une piscine salutaire où l'on allait puiser un remède empirique , elles sont devenues aujourd'hui la propriété de la médecine rationnelle , qui en a fixé invariablement les vertus. La connaissance chimique des principes qu'elles renferment, l'observation suivie pendant plusieurs années , des effets qu'elles ont produits dans les diverses espèces de maladies auxquelles on les a appliquées : telles sont les bases sur lesquelles elle les a établies.

Résultat de l'analise chimique.

1.º Du gaz hydrogène sulfuré , en petite quantité.

2.º Du gaz acide carbonique , en excès.

3.º Divers sels neutres , tels que le sulfate de magnésie , etc.

4.º Du carbonate de fer.

5.º Du bitume.

Tels sont les principes qu'elles ont présentés aux recherches chimiques des commissaires

nommés par la société de médecine de Toulouse , pour en faire l'analise , et dont le rapport lui a été fait le 26 mai 1817.

Résultat de l'observation.

1.º Les affections rhumatismales chroniques,
dépendantes d'un vice de la lymphe.

2.º Les maladies cutanées et glandulaires,
qui tiennent toutes les deux à un même système,
le lymphatique.

3.º La diathèse , que l'illustre professeur
Barthés a appelée goutteuse , et contre laquelle
il conseille l'usage des eaux salines et ferrugi-
neuses.

4.º Les affections dépendantes des empâte-
mens dans les viscères gastirques et abdominaux,
telles que la colique venteuse de l'estomac et
des intestins, les opilations du foie, du pan-
créas, de la rate, les accès de fièvre entretenus
par cette cause, qui contre-indique par sa na-
ture l'usage des fébrifuges spécifiques.

5.º Les affections diverses de la matrice, établies d'une manière chronique et dépendantes
d'un état d'atonie de l'organe , telles que la
suspension ou suppression du flux périodique,
la leucorrhée ou fleurs blanches, la disposition
aux hemorragies , la chlorose.

6.º Les coliques rénales , calculeuses , et la
dysurie, dépandantes l'une et l'autre de la même

càuse, de la formation du gravier dans les reins.

7.° La paralysie de la langue et des autres parties du corps.

Tels sont les genres des maladies qui ont été guéries ou sensiblement soulagées par l'usage de ces eaux, ainsi qu'il résulte des faits publiés dans plusieurs écrits (1) et d'une série d'observations consignées dans le présent mémoire. En le livrant à l'impression, le propriétaire des eaux d'Audinac n'a fait que céder aux sollicitations qu'on lui a faites à plusieurs époques, notamment par les personnes qui ont été à même de voir les cures miraculeuses opérées par lesdites eaux.

L'observation des effets qu'elles ont produits, d'accord avec la connaissance chimique des principes qu'elles renferment, établit donc incontestablement leurs propriétés médicales contre les maladies qui exigent pour leur guérison l'emploi des apéritifs, des excitans et des toniques.

C'est aux propriétés apéritives, excitantes et toniques bien établies dans ces eaux, qu'on croit devoir rapporter les heureux effets qu'elles ont produits contre diverses affections rhuma-

______

(1) Voyez les trois mémoires qui ont été publiés sur les eaux d'Audinac par M. *Guichou*, médecin distingué, et l'essai sur les eaux minérales, par *Bouillon-Lagrange*, page 96 et suivantes. Paris 1811.

(4)

tismales chroniques , qui n'avaient retiré de l'usage des eaux sulfureuses, qu'un soulagement momentané.

Relâchantes par leur principe dominant, ces dernières avaient ébauché la cure de ces affections , en détruisant un de leurs élémens, l'érétisme, dont l'autre qui était l'atonie du système lymphatique, a été victorieusnment combattu par l'action excitante et tonique des eaux d'Audinac.

OBSERVATIONS.

[Maladies rhumatismales et Goutteuses.

I. En 1784, le sieur *Alexandre Comenge*, propriétaire, d'Alos , près St.-Girons, réduit à ne plus marcher qu'à l'aide de deux béquilles, par l'effet d'une saignée mal appliquée , fut transporté à Audinac , et y guérit de manière à y laisser lesdites béquilles.

II. En 1786 , M. de *Bergerat* l'aîné, habitant près d'Audinac , accablé par un rhumatisme très-violent , s'y transporta pendant trois saisons consécutives, et y guérit à la troisième saison.

III. En 1792 , le sieur *Gilou*, ménager, du lieu de Gajan, près St.-Girons, se trouvant pris depuis neuf mois par un rhumatisme tenace dans la partie droite du corps, se fit transporter à Audinac, et fut guéri au premier bain : le propriétaire dudit établissement atteste ce fait pour en avoir été le témoin oculaire ; c'était M. Trinqué, le père, médecin réputé, qui l'y avait envoyé.

IV. En 1797, le sieur *Michel*, roullier, du lieu d'Albi, ancien grenadier du régiment de Champagne, avait eu le bras droit coupé en deux endroits ; mais rétabli par les soins de feu M. Viguerie, officier de santé distingué à Toulouse, il avait quitté son métier à raison de la faiblesse qu'il y éprouvait, il ressentait en outre de fortes douleurs au genou et au pied gauche ; il se rendit aux eaux susdites, où il guérit en entier, au point qu'il reprit son métier quelque temps après.

V. En 1801, M. *Rouig*, Négociant, de Castelnau-de-Durban, qui éprouvait une affection goutteuse au bras droit, se rendit à Audinac, où il guérit.

VI. En 1801, l'épouse du sieur *Denis de Sabarat*, près le Mas-d'Azil, éprouvait depuis long-temps un fort rhumatisme, et était souvent tracassée par la bile, elle se rendit audit lieu d'Audinac, où elle guérit à la seconde saison.

VII. En 1801, le sieur *Flori*, du Fourc, près Saint-Martory, cardeur, qui ne marchait depuis cinq ans qu'à l'aide d'une béquille, à raison d'un rhumatisme fort tenace et très-souffrant, se fit transporter à Audinac, et y guérit dans l'espace de dix jours ; il avait déja parcouru d'autres bains minéraux inutilement.

VIII. En 1802, M. *Délage*, Curé de Montbrun, près le Mas-d'Azil, atteint de la goutte qui lui occasionnait des coliques à mettre ses jours en danger à diverses époques, se transporta à Audinac pendant plusieurs saisons consécutives, et est parvenu à ne plus éprouver ces coliques, il n'a ressenti que quelques légères secousses de goutte, et à des époques très-reculées.

IX. En 1803, Madame *Délort*, ex-religieuse retirée à St.-Lizier, atteinte d'un rhumatisme général, se fit transporter à Audinac, où elle reprit, au bout de huit jours, l'usage de ses mains et de ses pieds, et se retira presque guérie : elle finit de guérir à la saison suivante.

X. En 1803, M. *Guichou*, docteur-médecin à Montesquieu-Volvestre, membre de la société de médecine de Toulouse, se trouvant atteint d'un rhumatisme général, se fit transporter à Audinac, sur une voiture, et se retira à cheval parfaitement guéri.

XI. En 1804, M. *de Fabas*, habitant près

de Cazères , se trouvant tracassé depuis long-temps par la goutte , se rendit à Audinac pendant deux saisons , et y éprouva beaucoup de bien , au point qu'il n'a ressenti des secousses de goutte qu'à des époques reculées.

XII. En 1804, le sieur *Mami* , entrepreneur des routes à Daumasan, étant attaqué d'un rhumatisme général , fut transporté dans un état très-souffrant à Audinac ; il était même tracassé par la bile. Il parvint à se retirer presque guéri, se servant de ses mains et de ses pieds; il finit d'y guérir à la saison suivante

XIII. En 1804 , le sieur *Boué Pistoulou* , gendarme à St.-Girons, accablé depuis très-long-temps par un rhumatisme qui lui faisait éprouver de cruelles souffrances, se transporta à Audinac, où il fut très-soulagé à la première saison , et finit d'y guérir à la seconde.

XIV. En 1804, M. *Lafont* , négociant , habitant aux Salenques près le Mas-d'Azil , tracassé et accablé par un violent rhumatisme qui le força à cesser toute affaire , se fit voiturer à Audinac , où il guérit en entier dans l'espace de trois semaines , au point qu'il en repartit à cheval , et alla tenir la foire à Muret , le lendemain de son arrivée chez lui.

XV. En 1805, madame *Lasaignes* , de Montbrun , était accablée par un violent rhumatisme et par la bile ; elle fut portée à Audinac, après la saison des bains, et y guérit en entier.

XVI. En 1805, le sieur *Lose*, aubergiste à Betchat, dans l'arrondissement de St.-Girons , perclus de tous ses membres , et éprouvant les douleurs les plus aiguës, se fit porter à Audinac; il se retira n'étant que sensiblement soulagé, et finit par guérir chez lui dans l'espace de deux mois sans employer aucun autre remède.

XVII. En 1805, la nommée *Rose Monge* de Betchat, près St.-Girons, étant percluse , se fit porter à Audinac, et ne fut que soulagée à la première saison ; elle y revint à la saison suivante, et commença d'agir un peu librement: elle y revint à la troisième saison , et se retira parfaitement guérie.

XVIII. En 1808 , *Marie Rodes* , fille d'un cardeur de laine du lieu d'Artigat, près la ville de Pamiers , étant percluse et accablée par la bile, fut portée à Audinac dans l'état le plus triste ; elle y séjourna un mois, et se retira parfaitement guérie.

XIX. En 1809, M. *Benoît de Lézat* , étant perclus , se fit voiturer à Audinac , d'où il se retira se servant de ses mains, et marchant à l'aide seulement d'un bâton.

XX. En 1809 , M. *Carrière*, négociant d'Ar-

tigat, près Pamiers , accablé depuis long-temps
par un rhumatisme violent qui lui avait rendu
les mains et les pieds crochus, se fit transporter à Audinac, où, après le cinquième jour de
boisson , de bains , de douches et d'application
de boues , il se trouva soulagé , au point qu'il
fut capable , au sixième jour , de se transporter
à St.-Girons , où il fit plusieurs affaires ; puis
il revint auxdits bains , où il continua ses remèdes , et se retira chez lui presque guéri ; il
y est revenu la saison suivante , et y est parvenu à une parfaite guérison.

XXI. En 1811 , M. *Sisos* , propriétaire, de
Carbonne , tourmenté par la goutte , se rendit
à Audinac, où il éprouva beaucoup de soulagement ; il y revint chaque année , et son état
s'est amélioré.

XXII. En 1812 , le sieur *Martin Prévot* ,
propriétaire, du lieu de Lacaugne , près de
Carbonne , atteint depuis dix ans de douleurs
rhumatismales aux cuisses et aux jambes , se
rendit à Audinac , après avoir épuisé toutes
les ressources de l'art, et se retira guéri.

XXIII. En 1812 , M. *Mercié*, propriétaire ,
du Mas-d'Azil , atteint d'un rhumatisme des
plus violens, se fit transporter à Audinac , où
il éprouva les plus grandes souffrances ; il y

fut soulagé de manière à pouvoir agir, et finit d'y guérir à la saison suivante.

XXIV. En 1813 , le sieur *Crouset* , maître tailleur à Montesquieu-Volvestre , accablé par un violent rhumatisme , et ne marchant plus qu'à l'aide de béquilles , se fit transporter à Audinac , où il guérit , et y laissa lesdites béquilles,

XXV. En 1814 , M. de *Raynal - Saint- Michel* , ancien conseiller au parlement, et aujourd'hui conseiller à la cour royale de Toulouse , eut une attaque de goutte remontée dans le mois de mai 1814 , qui le mit dans le plus grand danger : après avoir été alité pendant trois mois , lorsqu'il fut en état de supporter la voiture , M. Gaugiran , son médecin , homme distingué , l'envoya aux bains d'Audinac, où il arriva , sans presque pouvoir se servir de ses mains ni marcher : après avoir bu les eaux et s'être baigné pendant trois semaines, il fut en état de faire de longues courses à pied dans les environs, et de n'avoir plus besoin de personne , soit pour s'habiller , soit pour se raser ; il est venu, les deux années suivantes , boire les mêmes eaux, et prendre les mêmes bains , quoiqu'il n'ait éprouvé aucune espèce d'attaque depuis l'époque où il vint à Audinac pour la première fois.

XXVI. En 1814 , M. *Nicolas*, greffier de M. le juge de paix du canton de Saint-Lizier, étant accablé par un rhumatisme des plus tenaces , qui l'empêchait depuis long-temps de s'habiller et de marcher librement , accablé de plus par la bile, se rendit à Audinac , où déjà au cinquième jour il parvint à s'habiller sans aucun secours ; au neuvième il commença à marcher un peu librement ; au dix-huitième jour , il se trouva dégagé au point qu'il figura dans une contre-danse dans l'hôtel des bains , et se retira guéri.

XXVII. En 1814 , M. *Langlade* cadet , de Saint-Girons, capitaine retiré , se trouvant tracassé de blessures et de douleurs violentes, re rendit à Audinac , où il fut fort soulagé à la première saison , et guérit à la seconde. Il en a été de même de M. *Duba*, aussi capitaine retiré à Montjoy, près Saint-Girons , qui a été guéri.

XXVIII. En 1816 , M. *Nartus Richou*, négociant à Castillon, près Saint-Girons, se trouvant privé de marcher pendant fort long-temps par l'effet d'une douleur de goutte avec gouflement au pied droit, s'est rendu à Audinac, d'où il est reparti dix-huit jours après entièrement libre de son pied , et marchant à son aise; il était venu aux mêmes bains , trois ans auparavant , atteint de douleurs très-vives aux reins , qui le gênaient dans sa marche , et il s'était retiré guéri.

XXIX. En 1816 , le sieur *Gabriel Caujole ,* serrurier , habitant de Saint-Julien , éprouvait depuis plusieurs années des douleurs très-vives aux pieds et aux jambes , au point qu'il fut forcé de quitter son état, et ne marchait même qu'à l'aide d'un bâton ; il s'est rendu à Audinac pendant deux saisons , après lesquelles il a été parfaitement guéri.

XXX. En 1816 , M. *Descoux* , propriétaire, habitant du Mas-d'Azil , étant perclus depuis long-temps , et réduit à l'état le plus triste , se fit transporter à Audinac , à la fin de la saison , n'ayant pu l'être plutôt , à raison de sa situation de faiblesse et de souffrance ; il se faisait transporter de la chambre au bain : après le sixième jour , il s'est trouvé dégagé d'une manière si sensible, qu'il s'est habillé seul , et s'est transporté au bain , sans autre secours que celui d'un bâton ; il s'est retiré au bout de quinze jours assez libre de ses mains et de ses pieds , pour vaquer à ses affaires.

XXXI. En 1816 , M. *Double* , propriétaire, de Verdun-sur-Garonne , était accablé depuis long-temps par un rhumatisme des plus te- naces , au point qu'il craignait de n'en plus guérir , ne marchant qu'avec beaucoup de difficulté ; il avait dejà esssayé beaucoup de remèdes , et parcouru sans succès plusieurs eaux minérales : il est venu à Audinac , où il a fait un long séjour, en y faisant les remèdes convenables, et s'est retiré en marchant un peu librement. Depuis cette époque , sa situation s'est améliorée , et il se propose de revenir aux mêmes bains la saison prochaine , dans l'espoir d'en retirer une parfaite guérison.

Nota. La plupart des malades nommés ci-dessus ont été guéris par le moyen de la boisson des eaux, par la prise des bains et douches , et l'application des boues.

Affections nerveuses.

XXXII. En 1794, madame *Rhodes* , du Mas-d'Azil, qui avait depuis long-temps le genre nerveux très-affecté , et qui avait essayé nombre de remèdes inutilement, se rendit à Audinac , où elle guérit à la seconde saison.

XXXIII. En 1800 , M. *Amillastre* , curé de Saint-Martin, près la ville de Pamiers , éprouvait depuis fort long-temps de violentes attaques de nerfs qui le forçaient , à certaines époques, de passer les trois semaines sans pouvoir se coucher dans le lit , et lui procuraient une situation languissante ; il se rendit à Audinac , d'où il se retira guéri.

XXXIV. En 1816, madame d'*Avisart* , demeurant dans son château , à la Nougarede , près Saint-Ibars , éprouvait, depuis plusieurs années , des attaques de nerfs cruelles , au point de lui occasionner des évanouissemens au moindre sujet de sensibilité; elle se rendit à Audinac , après avoir parcouru plusieurs bains minéraux , et essayé, sans succès , plusieurs remèdes de pharmacie , elle y a été sensiblement soulagée , en y buvant les eaux et prenant les bains pendant long-temps ; elle a même continué tout cet hiver chez elle la boisson desdites eaux d'Audinac , et n'attend que l'ouverture de la prochaine saison des bains pour y revenir, dans l'espoir de parvenir à une parfaite guérison.

Maladies cutanées.

XXXV. En 1751 , madame de *Montesquieu*, épouse du commandant de la ville de Nanci , atteinte , depuis plusieurs années , d'une dartre croûteuse , se rendit au ci-devant évêché de Couserans, près Saint-Girons , après avoir parcouru inutilement plusieurs établissemens d'eaux minérales , et y fit porter les eaux d'Audinac , qu'elle y prit en boisson et en bains , et se retira parfaitement guérie.

XXXVI. En 1787 , le nommé *Jean* , dit *Lamontagne* , bordier , près St.-Girons , accablé de dartres vives qui le forçaient de quitter son travail dans la saison d'été , avait essayé plusieurs remèdes sans succès , il se rendit à Audinac , et se retira guéri.

XXXVII. En 1793 , Margueritte *Pailles* , cafétier , à St.-Girons , atteinte de douleurs et d'une dartre pustuleuse , se rendit à Audinac , où elle éprouva la première année un grand soulagement , et guérit à la saison suivante.

XXXVIII. En 1804 , Madame *Hénaut* , de Toulouse , logée rue du Taur , attaquée depuis plusieurs années d'une maladie cutanée , se rendit audit Audinac , où elle éprouva un grand soulagement ; elle y revint à la saison suivante , et y guérit en entier , ainsi qu'une nièce qu'elle y mena avec elle qui avait le genre nerveux très-affecté.

XXXIX. En 1805 , deux officiers et sept bas-officiers ou soldats du bataillon de Sambre-et-Meuse , qui étaient en garnison à St.-Girons , étant atteints du mal vénérien , se rendirent à Audinac , et sur ce nombre , cinq furent guéris.

XL. En 1812, Mademoiselle *Thérèse Cases* ,

espagnole, native de Taragone ; retirée à St.-Girons, était attaquée depuis deux ans d'une maladie cutanée, très-rebelle; elle avait essayé, tant en Espagne qu'en France , beaucoup de remèdes en pure perte ; elle se rendit à Audinac , où elle fut guérie à la première saison.

Paralysies partielles.

XLI. En 1796 , le sieur *Pons*, propriétaire , du lieu de Mérigou , près le Mas-d'Azil , qui était atteint d'une paralysie, se rendit à Audinac, et y guérit au point qu'il reprit quelque temps après certains travaux agricoles qu'il avait été forcé d'abandonner en entier depuis plusieurs années.

XLII. En 1799 , le sieur *Hilarion Mages* , maître tailleur à St.-Girons , se trouvant paralysé d'une partie du corps , se rendit à Audinac, où il guérit au bout de trois saisons ; il a même continué à y revenir pendant plusieurs années crainte d'être atteint de nouveau.

XLIII. En 1806, le sieur *Jacques Clabet*, propriétaire , de Sainte-Susanne, près la ville de Pamiers, étant paralysé de la langue de manière à ne pouvoir se faire entendre, se transporta à Audinac , où il reprit, dans l'espace d'un mois, l'usage de la parole, et se retira guéri.

Pertes blanches, engorgemens chroniques de la matrice, et autres maladies provenant du dérangement des menstrues.

XLIV. En 1791, Madame *Déségaux*, du lieu de Grenade, atteinte d'une perte considérable depuis deux ans, se rendit à Audinac, où elle guérit à la première saison.

XLV. Madame *Dubois*, épouse de M. Dubois, lieutenant de la gendarmerie de St.-Girous, atteinte d'une forte perte, et se trouvant abandonnée par deux médecins, fut portée à Audinac, où elle guérit.

XLVI. En 1802, la nommée *Marthe Saint-Germes*, de Montardit, près St.-Girons, accablée depuis long-temps par les pâles couleurs, se rendit à Audinac, où elle fut très-soulagée à la première saison, et y guérit à la seconde.

XLVII. En 1813, la nommée *Jeanne Ségala*, paysanne, du lieu de Belart, près la vallée de Pamiers, se trouvant tracassée depuis deux ans par une perte, se rendit à Audinac, et y guérit.

Dans la même année 1813, M. *Naudin*, médecin réputé et professeur suppléant de médecine à Toulouse, adressa à M. Dauby , propriétaire des bains d'Audinac, quatre dames de Toulouse et des environs, atteintes de pertes pour raison desquelles elles avoient été à d'autres eaux minérales l'année précédente : sur ces quatre dames ? trois se retirèrent d'Audinac guéries.

XLVIII. En 1816, la femme du sieur *Redon*, faiseur de peignes, au Mas-d'Azil ; la nommée *Anne Berné*, fille de service , d'Engoumer , près St.-Girons, et la métayère de M. Pradals, de Montesquieu-Avantes , qui étaient atteintes de pertes, se rendirent à Audinac, d'où la première s'est retirée guérie, et les deux autres sensiblement soulagées.

Dans la même année 1816 , Madame *Jean Bernat*, de Toulouse , atteinte d'une perte, s'est rendue à Audinac, où elle a fait un long séjour, et s'est retirée guérie.

Maladies des organes urinaires.

XLIX. En 1809, M. *Delga* , neveu , dentiste à Toulouse , étant atteint d'une retention d'urine depuis long-temps, et qui s'était rendu à d'autres eaux minérales sans succès , vint à Audinac , où il guérit ; il a même continué chez lui pendant fort long-temps la boisson desdites eaux.

L. En 1812, madame d'*Albaret*, de Rieux, affligée depuis long-temps d'une retention d'urine, se transporta à Audinac, où elle rendit une grosse pierre, accompagnée de gravier, et se retira guérie.

LI. En 1815, M. *Verdier*, prêtre, de Castelsarrasin, assez connu, tant à Toulouse qu'à Montauban, s'était rendu à Audinac, pour raison d'un mal qu'il avait au nez et à la lèvre supérieure, qui lui donnait des inquiétudes ; il éprouvait depuis long-temps des maux de reins, dont il n'avait pu découvrir la cause ; il se rendit à Audinac, où, par l'effet des eaux et des bains, il jeta une poignée de gravier, et depuis cette époque il n'a plus souffert des reins, et s'est retiré aussi guéri du mal au nez et à la lèvre.

LII. En 1815, M. *Darmaing*, de Pamiers, officier de gendarmerie à Albi, se trouvant atteint de la retention d'urine, ayant aussi l'estomac très-débilité, à suite des fatigues de la guerre, s'est rendu à Audinac, et s'est retiré guéri.

Engorgemens chroniques du système lymphatique.

LIII. En 1792 , Madame *Delpech* , de Bordeaux , qui avait le genre nerveux attaqué et une tumeur à la cuisse qui lui rendait la vie depuis long-temps fort triste, se rendit à Audinac où elle guérit.

LIV. En 1802 , Madame *Lourde* , du Carla près le Mas-d'Azil , malade depuis fort long-temps d'un lait répandu , se rendit à Audinac et y guérit.

LV. En 1809 , Madame *Rouaix* , de St.-Girons , née Morére , éprouvait depuis plus d'un an un grand froid dans tout son corps notamment sur la nuque du col par l'effet d'un lait répandu , après avoir inutilement employé beaucoup de remèdes elle vint à Audinac où elle fut fort soulagée à la première année par la boisson des eaux , par les bains et par la douche sur la nuque du col. Elle y revint l'année suivante et se retira parfaitement guérie.

LVI. En 1813, M. *Cours* , gendarme au Mas-d'Azil , qui avait reçu une balle au genou gauche par un coup de pistolet chargé à balle, et ne marchant qu'à l'aide de deux béquilles ,

se transporta à Audinac où il guérit à la seconde année.

Dans la même année 1813 , M. *Durrieu*,
officier de santé à Cescau près St.-Girons ,
adressa à M. Dauby , propriétaire à Audinac,
un paysan atteint des écrouelles et deux pay-
sannes affligées de goîtres. Ledit paysan et
une paysanne se retirèrent guéris et l'autre
paysanne soulagée.

*Engorgemens des viscères du bas ventre et
autres maladies des organes renfermés
dans cette capacité.*

LVII. En 1785 et années suivantes , se sont
rendus à Audinac pour cause de maladies bi-
lieuses , M. *Court*, médecin réputé à St.-Gau-
dens , le sieur *Comenge* , tisserand d'étoffes à
St.-Girons, le sieur *Bertrand Soum*, menuisier
dudit lieu , le sieur *Joseph Aragou* dit *Cala-
briu* , maçon , de Lescure près St.-Girons , le
sieur *Barat* , traficant, de Soulan, accablé par
les fièvres tierces, M. *Faur*, curé de Contrasi
près St.-Girons , le nommé *Joseph Brun* , mé-
tayer de la demoiselle de Miramont près Audinac , le sieur *Lafaure* cadet , tapissier , de
Cazères , à son retour d'Egypte , qui était accablé par les fièvres tierces depuis neuf mois,

ayant pris innutilement quantité de quina ; toutes ces personnes ont été guéries audit Audinac, les unes à la première année et les autres à la seconde ou troisième.

LVIII. En 1795, le sieur *St. Araille*, aubergiste à St.-Girons, traînait depuis fort long-temps une vie languissante sans qu'on pût en découvrir la cause, il se rendit à Audinac où les eaux et les bains lui firent rendre un *ver solitaire* de trente-un mètres de longueur, et il se retira guéri.

LIX. En 1805, M. *Lamothe*, juge-de-paix de Lézat, étant tracassé depuis long-temps par des obstructions, se rendit à Audinac où il guérit à la seconde année.

M. *Thomas*, maire de Rieux, éprouvait aussi des obstructions et avait les digestions très-difficiles, il vint aux mêmes bains pendant trois ans et y guérit.

LX. En 1805, le sieur *Lanougarasse*, huissier, au Mas-d'Azil, traînait depuis long-temps une vie languissante par l'effet de la bile et de son estomac totalement debilité, il se rendit à Audinac d'où il repartit guéri.

LXI. En 1807, le sieur *Barthe*, menuisier, du lieu de Salech, arrondissement de St.-Gaudens, éprouvait de fréquens maux d'estomac, il était de plus fatigué par la bile et par des douleurs aux bras , ce qui l'avait forcé à ne plus travailler , il se rendit à Audinac d'où il repartit sensiblement soulagé , et finit par guérir chez lui dans l'espace de trois mois sans faire aucun autre remède, et reprit son travail quelque temps après.

LXII. En 1811 , M. le général *St.-Paul* , se trouvant très-épuisé par les fatigues de la guerre, ayant l'estomac débilité , manquant d'appétit et souffrant par l'effet d'une blessure d'une balle à la jambe, se rendit à Audinac où au bout de huit jours il reprit l'appétit ; son estomac se fortifia au point de reprendre sa première force , les douleurs se dissipèrent insensiblement et il se retira guéri.

LXIII. En 1813 , M. *Gaugiran Nanteuil* , secrétaire au garde - meuble de la Couronne , habitant de Paris , fils de M. Gaugiran , médecin distingué , à Toulouse , se trouvant atteint d'obstructions , et ayant la bile répandue sur tout son corps ; de plus , souvent tracassé par les hémorroïdes, avait épuisé les ressources de l'art ; il se rendit à Audinac , où il passa toute la saison des bains, et se retira guéri.

LXIV. En 1815 , le sieur *Bagnéris* , propriétaire de Tourtouse près Saint-Girons , éprouvant depuis plusieurs années , des maux d'estomac , accompagnés d'une grande chaleur dans cette partie , accablé par de fréquentes sueurs , et privé très-souvent du sommeil , se rendit à Audinac, pendant deux années consé-cutives , et est parvenu à y guérir en entier.

LXV. En 1815 , M. le chevalier de *Juillac*, habitant de Toulouse , avait la bile répandue sur tout son corps ; il se rendit à Audinac à la fin de la saison, et se retira entièrement guéri.

LXVI. En 1816 , M. *Rénous* , négociant à Toulouse , éprouvant depuis long-temps des maux d'estomac fréquens, se rendit à Audinac, où il guérit.

EXTRAIT DES REGISTRES de la Société de Médecine, de Chirurgie et de Pharmacie de Toulouse.

Séance du 26 mai 1807.

M. le Président a annoncé qu'il avait convoqué extraordinairement cette assemblée, pour entendre le rapport de MM. Lafont et Magnes, sur les Eaux minérales d'Audinac, et un mémoire de M. Guichou, docteur en médecine, relatif aux propriétés médicamenteuses de ces mêmes eaux.

Après avoir entendu la lecture de ce rapport qui contient une analyse exacte et très-circonstanciée desdites Eaux, l'Assemblée l'a adoptée unanimement dans tout son contenu, et a remercié les deux Commissaires des soins qu'ils se sont donnés dans cette circonstance.

Certifié conforme, DUFOUR, président.
TARBÉS, secrétaire-général.

Fait à Saint-Girons, par M.ᵉ DAUBY, juge-suppléant, propriétaire desdites Eaux minérales d'Audinac, le premier mars 1817.

De l'imprimerie de F. VIEUSSEUX, rue Saint-Rome , n.° 46.